精神科臨床の狭間で

折々の記

中安信夫

序

　筆者は徒然に'来し方行く末'を考えて時間を費やすことがある。歳月を経るごとに来し方は長く、行く末は短くなっていくが、いよいよ古希を迎えることとなった我が生は青春、朱夏、白秋と辿って玄冬に入らんとし、生業の精神科医としての来し方も44年を数え晩節を迎えようとしている。

　日々の臨床、教育、研究、そして雑務に明け暮れた大学病院を去り、現在の精神科病院へ移って9年。この間、行く末の短さを見据えてこれまでの仕事の総まとめを企て、『統合失調症の病態心理―要説：状況意味失認－内因反応仮説―』(2013)、『反面教師としてのDSM―精神科臨床診断の方法をめぐって』(2015)、『初期統合失調症　新版』(関由賀子、針間博彦氏との共著、2017)の3冊の書き下ろしの単行書、ならびに第3論文集『補　統合失調症症候学―精神科臨床のあり方：批判と提言』(2018)を出版したが、それらの学術書とは違って、本書は精神科臨床に関わる、来し方の折々に綴った雑文をまとめたものである。「雑文」と述べ、またすべてが小編であるが、そのいずれもが筆者にとっては掌に乗せて愛でるような、文字どおりの掌編であって、忘れられない思い出に満ちたものである。

　「Ⅰ．精神科雑感」は22編からなるが、その大半は1992～2010年の18年間にわたって編集委員を務めた「精神科治療

学」誌の「編集後記」ならびに「特集にあたって」から選んだものである（一部改変：なお、うち6編は『精神科臨床を始める人のために―精神科臨床診断の方法』〈2007〉にも収載）。そのうちの1編「"インテリやくざ"たれ！」がいみじくもそうであるように、それらはみな、戯言に終始する歳若い精神科医との飲み会の席において、時に是非伝えておきたいと思って真剣に話した内容である。筆者はいわば硬い論文においても本音を語ることを常としているが、ここに掲載した小文は執筆欄の性質からか一層本音を語ったものとなっている。

「Ⅱ．東大精神科統合への私の関わり―始まりと終わり」は、1991年、大学紛争のさなかの1969年以来分裂・対立が続いていた東大精神科の統合の実務上の責任者として赴任した筆者の個人史を記したものである。統合なってすでに四半世紀ともなり古い過去になったが、自分としては忘れがたい日々であり、その始まりと終わりを記した科内文書をここに掲載しておくことにした。

「Ⅲ．先達に導かれて」は敬愛する臺弘、土居健郎、中井久夫の諸先生に捧げたものであって、これらはもちろん雑文ではない。筆者はかつて記した「これまで筆者は、自らの学問的内容において師を持たずに過ごしてきた者である。〈中略〉遠くに、また近くに師たる人を見いだしながらも、なお師にしたがうことを筆者の内心が潔しとしなかったのである」どおりに誰かに学問的に師事したことはないが、しかし多くの先生方の支えと励ましを受けてきたのであり、そのことに対しては感謝してもしきれないほどの恩義を感じている。中でもこれら3人の先生

方には精神科医としての、いや人としての生き方を教えていただいたと思っている。

　とまれ、本書はまずもって自身の精神科医としての来し方の諸々を想い起こす便として、折にふれて書いた小文を集めたものであるが、そうしたいわば私本に対して同業の方々がいくばくかでも共感を抱いていただけるならば、それはそれで大いなる喜びである。

平成31年1月

中安信夫

目　次

序　　　　　　　　　　　　　　　　　　　　　　　　　　　iii

Ⅰ. 精神科雑感

障害を受けるのも心、その心を受け止めねばならないのもまた心　　3
学ぶべきはまずは禁忌、次いで適応　　　　　　　　　　　　　　5
若くして癌で逝った、ある患者との別れ　　　　　　　　　　　　7
知らなければ赤子も同然　　　　　　　　　　　　　　　　　　　9
「患者から学ぶ」というテーマ名が引き起こした連想の一つ二つ　11
「心の病」に物申す　　　　　　　　　　　　　　　　　　　　15
パーソナリティーないし人柄への目配り　　　　　　　　　　　17
万年筆が臨床眼を鈍くする⁉　　　　　　　　　　　　　　　　19
診立てと匙加減　　　　　　　　　　　　　　　　　　　　　　21
体験を聴き、症候を読む　　　　　　　　　　　　　　　　　　23
疑診のすすめ　　　　　　　　　　　　　　　　　　　　　　　25
表出は精神科診察の水先案内人　　　　　　　　　　　　　　　27
'インテリやくざ' たれ！　　　　　　　　　　　　　　　　　　29
「うーん」と唸る話　　　　　　　　　　　　　　　　　　　　31
いま「解離という病名」を考える　　　　　　　　　　　　　　33
まずは五感、五動ありき　　　　　　　　　　　　　　　　　　35
元々どういう人だったの？　　　　　　　　　　　　　　　　　37

私とは気が違う人	39
少数例研究の勧め	41
Unusual：一般人が精神の障碍を察知する時	43
講演スタイルで学術書を出版した訳	46
ホッヘ：私が見倣おうとした批判精神の精神医学者	51

Ⅱ. 東大精神科統合への私の関わり―始まりと終わり

助教授就任にあたって	57
定年退職を前にして	60

Ⅲ. 先達に導かれて

臺 弘先生への最後の手紙	67
土居健郎先生の思い出	72
中井久夫先生の「人評」	75

Ⅰ. 精神科雑感

障害を受けるのも心、その心を
受け止めねばならないのもまた心

　「精神疾患における自己治癒、coping、養生」というテーマを取り上げてみてはどうかという意見が出されたとき、昔と違って小生の心の中でこれらの言葉に'なじみ'が出てきていることに気づかされて、正直いって驚いたものである。

　疾患そのものに内在する治癒傾向をさす自己治癒は別として、copingあるいは養生とは慢性疾患にかかった人が積極的あるいは消極的にとる、ある一定の病的状態との共存過程であろうが、これはいつ治るともわからない長期の疾患に倒れた人がやむなくとる適応の一種であろう。小生が先に'なじみ'が出ているのに驚かされたといったのは、お恥ずかしいことに若いころはこうした患者の心性、適応に頓着することなく、頭に覚えた知識、身につけた技法に支えられた万能感のもとで突撃ラッパに鼓舞されるごとくに疾患と全面対決を試み、患者を叱咤激励してはないものねだり的な望みを抱かせたものであるからである。若さゆえのあのひたむきさが患者を回復に導いたという充ち足りた経験を思い起こすと同時に、患者につかの間の幻想を与えただけで、かえってそれがのちに患者にえも言われぬ焦慮を引き起こし、深い悲嘆の淵に追いやったという苦い経験をも思い返すのである。「利は少なくても決して害を与えてはならない」、これが最近の小生の治療姿勢であるが、この消極さ、

慎重さは精神科医の養生訓とでも言えようか。いずれにしろいまなお難治であり続ける精神疾患をやむなく担わねばならなくなった患者の心性をおもんばかること、これは決して精神科に限られたものではなかろうが、精神科医療においては障害を受けるのも心であり、その心を受け止めねばならないのもまた心であることを考えると、一層肝に銘じなければならないことのように思われる。

（精神科治療学　第9巻　第7号、1994の「編集後記」）

学ぶべきはまずは禁忌、次いで適応

　精神科臨床における種々の治療法の適応と禁忌を取り扱った本特集は、今年もまた幾百名かの新しい精神科医が誕生するこの時期に焦点を合わせて編まれたものである。編者の狙いはどちらかといえば「適応」よりも「禁忌」の紹介にあるが、それというのも精神科にかぎらず臨床医がまず第1に学ぶべきは、患者の病状を良くすることにあらずして「決して悪くはしない」ということであるからである。いよいよ精神科医となり、情熱をもって治療にあたられようとしている向きにはいきなり冷水を浴びせかけられたと感じられるかもしれないが、このことは決して忘れてはならないことである。そして「決して悪くはしない」ために学ぶべき最初のことが、個々の疾患もしくは状態像に対して「決してしてはならない」こと、すなわち禁忌を知ることである（「禁忌」というとすぐに薬物療法を想定する向きもあろうが、治療というものはいかなるものであっても常に'諸刃の剣'であることを忘れてはならない）。第2に学ぶべきは禁忌と表裏の関係ともいえる適応を学ぶことであるが、いかに治療技法に習熟した専門家といえども、ひとたび適応を間違えば患者の病状は決して良くなるものではなく、逆に技法は未熟でも適応さえ間違えていなければ時間はかかっても病状は好転してくるものである。もちろん、こうした禁忌や適応の重要性は正確な診断を前提としたものであることはいうまでも

ない。

(精神科治療学 第10巻 第5号、1995の特集「この治療法の適応と禁忌は何か」の「特集にあたって」)

若くして癌で逝った、ある患者との別れ

　「がん医療における精神医学の実践」というテーマと直接に関係するものではないが、このテーマに接して、心に浮かんだ思い出ばなしを一つ。
　それははるか17年も前のことで、精神科医になってやっと3年が過ぎようとしていた春のことであった。研修医になりたての頃から3年近く診ていた19歳の男の子（診断は「初期統合失調症」であった）がある日の外来の帰り際、「先生、こんなもんが出来たんですけど」といって頸部の腫れ物を見せてくれた。'どれどれ'という調子で触ってみたら、それは'Krebs（蟹）と言うのもさもありなん'と思われるほどの石様硬であり、さっそく外科へ紹介したが、診断は未分化癌の頸部リンパ節転移であった。その後、治療は近くでということで在住する県の癌センターに入院して、また精神科の治療はそれどころではないということで途切れてしまっていたが、その半年後に「一応退院しましたので」ということで母親ともども挨拶にやってきた。化学療法の影響か頭髪は抜け、顔も少しむくんでおり、少し淋しげながら、それでも穏やかな笑顔を見せて帰っていった。亡くなったのを聞いたのは、さらにその半年後であっただろうか。
　生きていれば、もう30歳代後半の壮年期に入っていようか。「退院しましたので」とやってきたのは、医師―患者という関

係ながらも付き合いのあった小生への、たぶん余命いくばくもないと知っての別れの挨拶であったのであろう。それまでに見せることのなかった穏やかな笑顔が小生をしてそう感じさせたのであるが、小生もまだ若く多感で、高2以来見知っている患者を弟分ぐらいに親しく思う年頃であっただけに、言葉につまって何も言えずじまいに終わってしまった。小生にとって忘れられない患者の一人であるが、腫瘤の硬さと笑顔の穏やかさが今も手のひらと脳裏とに残っている。

（精神科治療学　第10巻　第8号、1995の「編集後記」）

知らなければ赤子も同然

　まだ経験が浅かったとはいえ甚だ恥ずかしいエピソードを 1 つ披露したい。それは、筆者が精神科医となって 5 年も経っていたというのに、コルサコフ症候群の診断に思い至るのに 2 週間も要した症例のことである。急性期を担当した某内科病院で診断未定ながら輸液に混ぜられ使用されていた少量のビタミン B 群複合剤によってそれなりの改善を示し、病像がウエルニッケ脳症からコルサコフ精神病への移行状態にあったこと（いまだ意識障害があり、記銘力減弱はもっぱらそのせいだと誤判断された）、いわゆる「アル中」の患者ではなかったこと（確かにビールは飲んでいたが少量であり、もっぱら不規則・少量の食事によるビタミン B_1 のそもそもの摂取不足が主因であった）などに惑わされたことが原因であったが—こう書きながらも、それが言い訳にすぎないことには赤面する思いである—診断に到達しえなかった最大の要因は筆者がコルサコフ症候群に十分に知悉しえていなかったことであろう（教科書の記憶障害の項には必ずや記載され、医師国家試験にも往々出題もされるという、この有名でさほど稀でもない症候群をうろ覚えとは何たることかと呆れられそうであるが、事実であった）。

　恥をしのんで苦い経験を述べたが、筆者の言いたいことは、要はたとえどれほど珍しい症状群や状態像であろうとも、医師である以上は知っておかなければならないし、「知らなければ

赤子も同然」ということである。いやそれ以上に、もしも担当医がその症状群なり状態像なりを知らないとしても、患者にはそのことがわかる由もなく、したがって患者がそれを知っている他医に転医する可能性は少ないわけで、「知らないことは犯罪的」でもあろう。幸いなことに、先の症例では筆者は2週間後にコルサコフ症候群に思い至り、かろうじて治療ベースに乗せることができたが、振り返ってみて冷や汗ものであった。

　　　　　　　（精神科治療学　第12巻　第3号、1997の特集「稀な精神症状群ないし状態像」の「特集にあたって」）

「患者から学ぶ」というテーマ名が引き起こした連想の一つ二つ

　この連載のテーマ名は「患者から学ぶ」である。少し逡巡したのち引き受けはしたものの、'さて何を書こうか'という思いを巡らしても何も出てこず、ほとほと困ってしまった。締め切りははるかにすぎ、焦りに焦ってしまったが、当初逡巡した理由、またどうにも書けない理由は、どうやらこの「患者から学ぶ」というテーマ名にあるらしいと思い至った。「症例から学ぶ」となると、それは常々研修医にも口を酸っぱくして言っているほどに自分にも課していることであって書けそうであるが、「症例」ではなくて「患者」となると急に抵抗感が出てきてしまう。というのは、患者に向かうにあたって自分の中にあるのは「治す」あるいは「治さなければならない」であって、決して「学ぶ」ではないからである。そういうこともあって、この「患者から学ぶ」という表現にはどこか治療者という立場を忘れているような安気さが感じられ、他方でこのテーマは'なにか教訓めいたことを書かねば'という思いにさせるものがあってそれも厭で、それらがこのテーマのもとに書くことを妨げているようである。
　「患者から学ぶ」というテーマではどうにも書けない。そうかといって、引き受けた責ははたさねばならない。ということで、「患者から学ぶ」というテーマのもとに書くのでなく、そ

のテーマ名が筆者の心の中に引き起こした連想の一つ二つを書いてみることにする。

　まず、「症例から学ぶ」なら書けるが「患者から学ぶ」では書けないと思ったのはなにゆえか。日頃考えたこともなく、このテーマを与えられて初めて気がついたことなので、以下のことも思いつき的であるが。

　「患者」とは文字どおり「患う者」であって「患（う）」に疾患という普遍性が、「者」に個人としての個別性が含まれており、二つの側面があるが、その意味するところはやはり「者」であって個別性の方に重点があるように思われる。この考え方を適用すれば、「症例」とはさしずめ上記の二側面のうちの前者、すなわち疾患という普遍性に重点があるのではなかろうか。さすれば、筆者が患者は「治す」ものであって、「学ぶ」のは症例からであると考えたのは、個別は治し（ないしは癒し）、普遍は学ぶと考えていたゆえか。普遍は個の中にその姿を現わし、個は普遍を担って立ち現れる以上、先の考えはあまりにも画然とし、また貧弱であるが、こうした考え方は医者特有の習いなのか、それとも精神療法を専門としていない筆者の特殊な考え方なのか。精神療法を専門とされる医師、あるいは心理臨床家はどう考えられるであろうか。

　「患者から学ぶ」というテーマが筆者に引き起こした連想を今一つ。これは日頃から考えていた、というよりもそれ以上に'憤懣やるかたない'と思っていたことであるが。それは近年耳にすることが多い「分裂病者」、「患者さん」という言葉である。この言葉を使われる方は、えてして精神病院の慢性病棟で熱心

に治療に取り組んでおられる篤実な臨床家であり、論文や学会発表の折には「分裂病者」を、また会話の中では「患者さん」を使われることが多いようにお見受けする。しかし、いかに心優しく治療熱心な方がお使いになろうとも、筆者はこれらの言葉を聞くたびに虫酸が走り、前者に対してはそのあまりの鈍感さに呆れ果て、後者に対してはそのあまりの卑屈さに腹立たしくなってしまう。そしてつい「あなたは『癌者』とか『糖尿病者』とか言うんですか。存在全部が病気であるかのような、人格と病気が不即不離であるかのような表現をして、患者に失礼だとは思わないんですか」、「なんで『さん』をつけるんですか。あなたがもし病気になったとして、『患者さん』って呼ばれていい気持ちがしますか」と突っ掛かってみたくもなる。筆者は断じて「分裂病者」、「患者さん」とは言わない。「分裂病患者」、「患者」で十分である。というのは、まさに彼らは「分裂病を患っている者」であって、それ以上でもなければ、それ以下でもないからである。

さて、鈍感さや卑屈さのことを述べたが、小生がこの言葉を嫌うのはどうもそれだけではないようである。それだけではないというよりも、その鈍感さや卑屈さのよってきたるところがあり、どうにもそれが許せないからである。

というのは、どうにもこうにもそれらの言葉からは強烈な差別意識、といって悪ければ区別意識がぷんぷんと臭ってくるからである。ことにこれは「分裂病者」という言葉に当てはまることであるが、「分裂病者」（かつての「狂人」という言葉とどこが違おうか）といわゆる「正常者」との間には彼岸と此岸と

の差もかくばかりと思われるほどの深く広い溝が感じられる。それまで普通に生活してきて、ある時分裂病に罹患した途端に「分裂病患者」を飛び越えて、生まれながらにそうであったかのような「分裂病者」という言葉を、それも医師から投げ付けられるとあっては患者もたまったものではなかろう。「分裂病者」という言葉を使われる方が同時に「患者さん」とも言われると先に書いたが、このことにはたぶん無意識のうちに自らの差別意識を感じとっていて、その贖罪の意味があるのであろう。しかし、「患者さん」という、その言葉自体がまた差別なのである。

　「患者から学ぶ」というテーマ名からの連想、といっても内容はちょっとした思いつきと日頃の憤懣であるが、正直に書いてみた。同じ思いの人も存外多いのではないかという印象が、この欄の趣旨からは遠く外れた、相応しいとも思えない随想を書いた今の気持ちをいささかでも癒してくれている。

　　　　　　　（精神療法　24:172-173, 1998：連載「患者から学ぶ」）

「心の病」に物申す

　最近小生が苦々しく思っている言葉の一つに「心の病」がある。誰が言い出したか知らないが、その'こころ'は精神疾患をマイルドに表現して啓蒙に与ろうとしたものであろう。確かにその意図は一部においては成功し、世間の人々が精神疾患をあまり抵抗なく「心の病」として語るのを耳にする機会も増えてきた。しかし、長い目で見た場合、この言葉の功罪はいかがなものかと思う。

　小生がそう思う理由であるが、第1にその言葉は精神疾患の全体を正しくは表現していない。というのは、広く心因性と呼ばれる疾患はこの「心の病」と呼んでよかろうが、外因性疾患はもちろんのこと、統合失調症や躁うつ病などの内因性疾患も現今の知識に照らし合わせれば「脳の病」であり、脳とて身体を構成する一臓器である以上、つまるところそれは「身の病」であるからである。

　第2には精神疾患を「心の病」という認識でとらえることによって生じる、原因や予防に関する誤った理解である。神戸の児童連続殺傷事件に端を発して、改めて家庭での躾や学校での教育のあり方にマスコミから批判が向けられたが、「文芸春秋」誌上である教師が少年Aをいみじくも「学校の枠に納まる存在ではない」と反論したように、精神疾患の原因や予防を「心の病」という認識に基づいて躾や教育に求める議論はいた

ずらに空を切るばかりである。

　第3には「心の病」という言葉によって、精神科の患者はまたしても「身の病」の患者から区別されてしまっている。「統合失調症は脳病であって、脳が精神機能を担っているだけに脳病になれば精神症状が出てくる。これは、腎臓が排泄器官ゆえに腎臓病になれば老廃物が蓄積して尿毒症になるのとなんら変わるところはないでしょう。臓器病という観点から見れば、障害されるのが脳と腎臓との違いにすぎないのに、統合失調症は疎まれ、腎臓病は同情されるというのはおかしいと思いませんか」とは小生が一般向けのメンタルヘルス・セミナーでいつも言うことであるが、マイルドに言ったつもりの「心の病」という言葉も、精神科の患者をまたしても差別しかねないのである。

　　　　　（精神科治療学　第13巻　第8号、1998の「編集後記」）

パーソナリティーないし人柄への目配り

　精神科臨床においては、例えば心気症や身体化障害のごとく、ごくごくありふれた疾患で診断も疑いようもなく、かつそれに応じた治療を行なっているにもかかわらず、患者の病状が一向に好転しない、あるいはいくぶんかの軽快が得られてもそこで停滞してしまう難治例を往々経験することがある。筆者の見るところ、こうした症例の中には、パーソナリティー障害、もしくは障害とまではいかないにしろ当該疾患の病前性格とはやや異なるパーソナリティー（この場合は「人柄」という和語の方がふさわしい）を併せ持っている例が見受けられ、そうした例においてはパーソナリティーへの対処の如何によっては好転への道をたどる場合もあるように思われる。
　また、好訴妄想症や賠償神経症のごとく、その発病経過や特徴的病像から診断名が一応与えられるものながら、じつはパーソナリティーにこそ問題があり、それへの考慮なくしては治療が考えられない病態もある。こうした病態は日常臨床で出会うことは稀ながら、ひとたびその治療を引き受けるやいなや、患者との対応に難渋・苦慮させられてしまい、治療どころではなくなるということも時として経験する。
　以上、パーソナリティー障害である場合はもちろんのことであるが、疾患名が診断名として与えられる場合であっても、精神科臨床にあっては常に患者のパーソナリティーないし人柄へ

の目配りを怠ってはならないのである。

 （精神科治療学　第 14 巻　第 7 号、1999 の特集「パーソナリティーを考慮すべき病態─その診立てと対処」の「特集にあたって」）

万年筆が臨床眼を鈍くする!?

　カルテを書く筆記具として、小生は長年ボールペンを愛用し、いろいろ試したあげく、ここ数年は Bic 製、黒赤2色、太字、150円の安ボールペンに落ち着いていた。が、最近になって黒インクの万年筆に変えた。きっかけは、外来カルテ庫に入り込んで古いカルテを調べる機会があった折に、昭和50年代にボールペンで書いた自分のカルテの文字は薄れ、また油が染みて読みづらかったのに対し、カルテを万年筆で書く習慣のあった時代に諸先輩の書かれた文字はいまだ黒々として読みやすかったからである。加えて、その記載ぶりにも感銘をうけたが、諸先輩のカルテは文字も綺麗で、また記述もすこぶる整然としており、常日頃「カルテは雑記帳ではない！」と研修医を叱っている小生自身が恐縮（文字どおり'恐れ縮む'）せざるをえないほどのものであった──今の患者受持制と違って再来も曜日当番制であったので、判読不能の汚い文字、意味不明の記述なぞは咎めだてられていたのか？

　少し慣れてきたとはいえ、万年筆で書いた自分のカルテには今一つ釈然としないものがある。万年筆の特質か、それともその使い方が下手なのか、まだまだ書くスピードがのろく、ボールペンで書いていたときの、頭と手とペン先の一体感・躍動感、頭の中ではいまだ漠然とした考えであっても、ペン先がそれを鮮明にし、固定化してくれる、あの「いい感じ」がまだ出てこ

ないのである。出てこないどころか、頭の中で考えていたこととどうも違うこと、嘘いつわりを書いているような気がしてならず、カルテを書き終えることで得られる、精神科医にとっては数少ない「その日の充足感」が得られないのである。先輩の整然としたカルテを見たショックも尾を引いていて、何十年後かにこのカルテを引っ張り出して調べる後輩もいるやもしれずという思いも、いささか小生の制縛性を刺激しているのかもしれない。少なくとも初診時にはじっくりとカルテを書くことを通してその患者に対する認識を鮮明化してきたつもりである小生としては、やや大仰ながら、「万年筆が臨床眼を鈍くする⁉」かもしれないと危惧している。

　　　　（精神科治療学　第14巻　第9号、1999の「編集後記」）

診立てと匙加減

　古来、医療には「診立て」と「匙加減」という言葉がある。前者は診断に、後者は治療にかかわる言葉であり、各々伝統を踏まえつつも己の経験を加味して作り上げていく、個々の医者独自の究極の目標とされてきたものであるが、近代にいたって医学がその科学的基盤を整備するにつれ、少なくとも表立っては診立てと匙加減が唱道されることはなくなってきた。しかし、医療の実際においてはこれらは今なお生きており、一日の勤務が終わったのちの、酒が入っての先輩医師の経験談が若い医者にとっては勉強となったり（最近はそういうことも少なくなったが）、また『○○に対する私の処方』なる処方集（年刊版で出される『今日の治療指針―私はこう治療している』など、その最たるものであろう）が今もって出版されるのもその証拠といえるであろう。医療一般についてもそうであるが、精神科では診断面においては臨床検査値のような客観的データに乏しく、また治療面においては向精神薬というものが、例えば抗生物質のように一定の投与量があるわけではなく、同一の疾患の患者でもその有効投与量に幅があることを考えれば、この診立てと匙加減は精神科において最も活きてくるものであろう。
　さて、近年こうした精神科臨床においても診立てと匙加減という'思想'を一蹴するかのような、画一化という大きな潮流にさらされている。というのは、診断面においては種々の批判が

ありながらもDSM-Ⅲに始まる操作診断が一定程度根付いてきており、またそれに呼応して治療面では最近になってEBM/アルゴリズム治療ガイドラインとでも呼ぶべき治療アルゴリズムが提唱されてきているからである。しかし筆者は、それはそれとして参照しつつも、なお個々の医者が自らの診立てと匙加減を作り上げていくことが臨床の実際においては大事なことと思っている。

(精神科治療学 第16巻 第3号、2001の特集「EBM/アルゴリズム治療ガイドラインの有用性と問題点」の「特集にあたって」)

体験を聴き、症候を読む

　筆者の研修医時代の忘れられない経験の一つであるが、ある非常勤講師のポリクリに陪席していて驚嘆したことがある。それはその講師の面接の仕方であって、街角で立ち話でもしているかのような何気ない日常会話とも思えた面接であったが、終わってしまえば患者には辛さがわかってもらえたという深い安堵がただよい、他方その講師には患者の精神的現在症についての的確な把握がすでに完了しているというものであった。精神科面接ではなによりも患者の体験文脈に沿って話を聞くことが重要であり、一方でそれをそれとして大事にすると同時に、他方ではその中に症候を読み取らねばならない、つまり「体験を聴き、症候を読む」ということが必要であるが、そのことを目の当たりに教えられた思いがしたものである。古い話で、今となっては患者の体験そのものへの共感や現在症の把握においてキーワードがあったのか否か、あったとすればどのようなものであったのかなど、しかとは思い出せないが、一言でいえばそこには深い「診立て」があったように思える。
　小生の心のなかで、最近になってこのエピソードが急にクローズアップされてきたのは、面接があまりにも下手で、加えてたんに下手というだけでなく上手になろうと腕を磨くことをしようとしていないのではないかと疑われる精神科医に近年ちょくちょく出会うようになってきたからである。彼らの面接

は、「体験を聴く」にあらずして、ただただ機械的に「症候を取る」だけであり、かつそれで良しと自足しているかのようであるが、よってきたる原因は症候を数え上げて診断する操作的診断法にあると思われる。筆者の見るところ、この点が操作的診断法が精神科臨床に与えた最大の弊害であり、それはボディブローのごとく効いて、ちょっとやそっとでは回復しがたいダメージを精神科臨床の根幹に与えたと思われるが、これは筆者だけの妄信であろうか。

(精神科治療学 第16巻 第9号、2001の特集「精神科臨床における話しことばの具体例」の「特集にあたって」)

疑診のすすめ

　初診患者の診察を終えてカルテに診断名を記すとき、その頭に、あるいは尻に「疑診」、「V.a.」、「suspected」などと付ける機会が多い。ことに最近はその傾向が強い。付けない場合は「確定診断」という意味なのであるが、改めて考えてみるに他科と違って疾患に特有な検査所見がほとんどなく、また病理生検もない精神科においては、疾患診断を確定する客観的根拠はないのであり、確定診断といい疑診といっても、それは当該の患者に自分が与えた診断名がどれくらい確からしいか、その蓋然性の程度に対する主観的な思いを反映しているにすぎないことに気づかされる。小生の臨床において、最近になって疑診が多くなってきたのは、一つには患者の示す病像が以前に比して定型的でないことも与っていよう。今一つは経験を積むことによる自信のなさ（異なことと思われるかもしれないが、確定的と思っていた診断が予想外の経過によって覆される、すなわち誤診の経験が年を経るごとに累積してくるからである）のストレートな反映として診断に慎重にならざるをえないのであるが、ただしこれには自戒して疑診としている部分もある。というのは、確定診断としてしまうとどこか安心感が出てきて、その後の治療経過のなかで診断の見直しをすべき情報が得られた場合でも、それをなおざりにしてしまう気がするからであり、疑診としておくとそのなおざりの部分がいくぶんかは減るように思

えるからである。疑診とは、譬えれば野球の守備において野手がボールが飛んでくるのは多分ここであろうと予想してある位置を守りながら、コースを外れる場合も考えて踵を上げて瞬時に右にも左にも、前にも後ろにも飛び出せるようにしているようなものであろうか。

　以上、結論としては「疑診のすすめ」とでもいうべき雑文を書いたが、これはあくまでも診断の確定を求める姿勢を前提として初めて'活きてくる'ものであって、蛇足ながら付言しておく。

　　　　　　　（精神科治療学　第17巻 第9号、2002の「編集後記」）

表出は精神科診察の水先案内人

　精神科診察における表出 Ausdruck の重要性について一言したい。表出とは文字どおり「表に出ずるもの」であり、個々には面接場面で認められる患者の示す礼容、身だしなみ、服装、姿態、表情、声の大きさ・質と緩急・抑揚の有無、会話は自発的か／質問に答える形か、話しにまとまりがあるか否か、話し出した後は連続的か／断続的か／語尾が曖昧になるか否かなどであり、より全体的には、例えば統合失調症における Praecoxgefühl、ヒステリーにおける la belle indifférence、あるいはまた筆者の提唱した初期統合失調症の「張りつめ／くすみ」のごとき、上記の個々が合わさって醸し出される雰囲気的なものも含むものである。医学一般においては signs & symptoms を把握することが診察の出発点となるが、精神医学にこれを適用するならば、symptoms（症状：主観的訴え）とは患者との会話を通して得られる病的体験であり、signs（徴候：客観的所見）がここで述べる表出、および日常生活の中で（時に診察室でも）認められる異常行動であり、両者は合わさって状態像診断を決定するものとなる。上記したように理屈のうえからも signs の一つたる表出の観察は重要なことであるが、その重要性は、熟達した精神科医ならば初診時の入室してきた時の患者の表出からいくつかの鑑別診断名を思い浮かべることからも明らかであろう。

上記したように患者の表出を把握することの重要性は論を待たないものであり、熟達の精神科医にとってはごくごく日常的で自明のことであるが、筆者が改めてこの表出の重要性を強調するのは何ゆえか。それはより「客観性」を追求するあまり、言語的に陳述された病的体験と明らかにそれとわかる異常行動に多くを依拠し、逆に治療者の経験や資質が与ることの多い表出を顧みることの少ない近年の操作的診断法の流布によって、精神科医、ことに若い精神科医の診断・治療技術の低下を小生が痛感しているからである。筆者は立場上研修医の臨床指導を行うことが多いが、診断名も含めてプレゼンテーションを受けて患者に会うや否や、即座に「違う！」と思うこともしばしばである。それは、研修医の与えた診断名から想定されていた表出と当の患者が示している表出とが大きく食い違っているからである。表出が的確に把握できていなければ、診察ははなから間違った方向に流れていくのであって、その意味で表出の把握は精神科診察にあっては水先案内人なのである。研修医がこれを学ぶには、個々の患者に対する上級医の診察に陪席し、その上級医が表出をどう捉え、どう記載するかを間近に見て（百聞は一見にしかず）、また自らも1例、また1例と症例を経験し、当初は拙い表現であってもそれを記載していく（百見は一験にしかず）に尽きるのである。

　　（精神科治療学　第17巻 第10号、2002の特集「日常臨床における表出 ausdruck の診かたとその意義」の「特集にあたって」）

'インテリやくざ' たれ！

　春になると大学病院では新しい研修医を迎えてやたらと飲み会が増える。酒好きの小生はついつい二次会、三次会へと流れていくが、つい先日のそうして流れていった先で「精神科医は'インテリやくざ'たれ！」という「妄言」を吐いてしまった。
　その言葉で小生が言いたかったのは、生活経験や生活環境において多種多様な患者に対応していく上においては、やくざ映画で時に描かれる、組織のNo.2か3で組長の信頼厚く対外折衝を一手に引き受けるような切れ者でありながら、チンピラとの付き合いもよく、睨みもきくし頼られもするというような、柔軟性に富んだ'インテリやくざ'が精神科医の一つのモデルになるというものである。というのも、精神科医療においては医師と患者との信頼関係の形成がまずもっての基盤となるが、そのための第一歩は、それこそ患者が超インテリであれヤーさんであれ、各々の生活経験に根差した患者の心性や価値観を主治医として尊重し、了解していくことにあると思うからである。ここにいう了解とは、アプリオリに「わかる」という、生活経験に基づく常識的理解であるが、その常識は一般通念でいうそれよりも相当に幅広いものでなければならず、時にはアウトロー的なものをも許すものでなければならない。(「'インテリやくざ'たれ！」と表現したのは、そのアウトロー的匂いも含んでのことである)。人間誰しもその常識は生い育った生活環

境に規定されるが、自身の生活経験や常識、あるいは価値観が狭く偏っていることを知ることが精神科医になっていく第一歩であり（筆者は新研修医に対する入門セミナーにおいて、ホワイトボードに1本の横線を引き、「この横線の端から端が正常範囲として、君たち一人ひとりはどのあたりに位置すると思うか？」とよく尋ねたものである。多くの研修医は線の真ん中を指し示すが、「いや、端っこにいるのかもしれないよ。それどころか、この線から外れているかもしれないよ」と脅したものである）、そうでなければ本来「わかる」はずの患者の心性をも「異常心理」にしかねないことになる。なによりも実地で経験するのがいいが、それができないならば本でも映画でもよかろう、とにかく生活経験を増やし、それに根差した「わかる」ことを広げるよう努めること、それが精神科医になっていく上で大切であると思う。というのは、治療、殊に精神科治療においては科学的知識だけでなく情味豊かな人間性が必要とされるからである。

　　　　　（精神科治療学　第18巻　第7号、2003の「編集後記」）

「うーん」と唸る話

　「うーん」と唸る話を二つ聞いた。一つは精神療法については何の発言もされたことはないが、その片言隻句が、いやその存在自体が精神療法的であろうと感じられるある先輩からの話で「世に『精神療法家』を自認する奴がいるけど、そんなのってありかね。手術の名人と言われる外科医だって『手術療法家』と自認する人はいないよ」というものであり、他の一つは精神療法に熟達した別の先輩からの話で「自分のところに紹介されてきた患者から『前の先生からは、自分は薬物療法家だから薬物療法はするけど精神療法の方は紹介する先生に頼んでおきます、と言われてきました』と聞いて呆れた」という話である。小生が驚嘆とも慨嘆ともつかぬ思いで「うーん」と唸ったのは、確かに精神科の取り扱う領域は広く、対象とする疾患についてはある程度の専門分化は致し方がないものの、治療法に関してまでもが精神療法家や薬物療法家などと「専門分化」してどうなるのかという思いであり、またそうしたことにいささかの疑問も感じない精神科医がいるという事実を改めて思い知らされたからである。

　閑話休題。本誌は精神科臨床の総合雑誌であり、その名前に「治療学」を刻するものである。われわれ編集委員が毎度頭を絞るのは特集のテーマを何にするかであるが、その際に常に問題意識として共有しているのは、精神科で取り扱う対象疾患を

あまねく取り上げ、かつその疾患の治療法を「総合的に」提示するということである。観点を違えていえば、本誌の目標とするところは、できるだけ質の高い精神科プライマリーケアに寄与することであって、実際にはありえない、またあってはならない「精神療法家」や「薬物療法家」を育てることではなくて、対象疾患を違えればその比重が異なるとはいえ、薬物療法、精神療法、生活療法のいずれをも総合的に駆使できる「臨床家」を育てるということである。専門分化の著しい世の中であり、それは精神科にも及んでいるが、「臨床家」というものには専門分化とは逆に総合化こそが必要とされるものであることを強調して、「うーん」と唸った二つの話からの結論とする。

（精神科治療学　第 19 巻　第 12 号、2004 の「編集後記」）

いま「解離という病名」を考える

　前号と本号の特集テーマは「いま『解離の臨床』を考える」である。それをもじって言えば、この小文は「いま『解離という病名』を考える」ということになろうか。

　近年、精神科受診にあたって自ら診断病名を付けてくる患者に出会うことが多い。PTSD、アスペルガー症候群、ADHD、そして解離性障害と。思うにこれは、PTSDは過去の偶発的な出来事に、アスペルガー症候群とADHDは脳にと、その責任を自分の外に求めるものであって、それらが自己診断の病名に選ばれるのは近年の他罰的な時代風潮を反映したものであろうか。しかし、解離性障害のみはこれにあてはまるものではない。では、なぜこの診断病名を患者が選んでくるのか。思うところ、これは旧来の解離型ヒステリーという用語から、俗塵にまみれたヒステリーという用語が外され、他方いささか日常語とは離れた「解離」という用語のもつ、やや高等な感すらある響きのせいではなかろうか。また、子宮を意味するギリシャ語に由来するヒステリーが差別語として排斥されるのはいいとしても、転換conversionすらなくなって解離dissociationに統一されてしまったのには精神病理学的に考えても解せないことである。それを表すものとしては、ICD-10で「解離性（転換性）障害」と表記されて旧来の解離型ヒステリーと転換型ヒステリーとが一括されていることをあげえようが、実質的には「転換」は消

滅しているのである（なお、DSM-Ⅳ-TRでは解離性障害は大項目としてあるのに対し、転換性障害は残るには残ったものの身体表現性障害という大項目の下位項目の1つに格下げされている）。転換が解離に包含されたことに理由がない以上、いまとは逆に解離が転換に包含されて転換性障害とされていてもおかしくはないが、この病名だといまほど患者がこの病名の自己診断を付けてくることもなかったろうと思う。なんとなれば、「転換」という言葉には'ごまかす'というニュアンスが若干ながら感じ取れるからである。

　もっぱら患者の自己診断の病名を巡って述べてきたが、解離型ヒステリーや転換性障害という病名ならば、少なくとも本特集の編集担当である兼本の言う"小"解離、「プチ」解離がこれほど多く発生することはなかったのではないか。げに、言葉とは恐ろしいものである。

（精神科治療学　第22巻　第4号、2007の「編集後記」）

まずは五感、五動ありき

　小生、精神科医となって33年ともなるが、かつての精神科臨床にあっては'徒手空拳'で臨むところが大きかった。頼りになるのは自分の五感（といっても、味覚、触覚を用いることはさらさらなく、嗅覚も稀であるが）であり、自分の五動（「五動」とは小生の造語であるが、姿勢、表情、挙措、視線、発声を挙げ得ようか）であって、加えて場の雰囲気を感じ取り、また醸し出す能力であろうか。五感は診断に、五動は治療において力を発揮するが、そう画然と分けられるものでなく、両者はないまぜになったものであろう。さきに「かつての精神科臨床にあっては」と記したが、この五感、五動は今現在も精神科における診療の基本であって、自分そのものが受信機でもあり送信機でもあって、それだけに絶えずその洗練を怠ってはならないものである。

　閑話休題。本号の特集テーマは「精神科治療過程で有用な臨床検査」である。診断過程ではなく治療過程としたところに本号の特色があり、またそれは「治療学」を標榜する本誌ならではの企画であるが、この臨床検査の依頼には同じ検査項目であっても（例えば、一般的な血算、血液生化学、尿検であっても、気分安定薬あるいは抗てんかん薬のTDMであっても）定期的なものと随時的なものとがあろう。そして、小生思うに後者の、臨機応変的に行われる随時的検査の依頼こそ重要である。

その場合には機を見るに敏で即応しなければならないのであるが、この「機を見るに敏」を生み出すものは、疾患や状態像についての知識もさることながら、やはり直接的に患者に接する診療場面での五感、五動の働きであろう。「まずは五感、五動ありき」である。

　偉そうなことを書くなあと辟易される方もおられようが、以上は自戒の言葉である。念のため。

（精神科治療学　第 23 巻　第 1 号、2008 の「編集後記」）

元々どういう人だったの？

　近年の精神科臨床にあっては、個々独立したパーソナリティ障害の診断はともかくとして、精神疾患一般の診療において診断や治療を考える際に病前のパーソナリティを考慮することが少なくなってきているのではないか、またそのパーソナリティも古くから教科書に記されてきた定型的な病前性格と違って変貌を遂げてきているのではないか、という思いがある。筆者のこうした思いの背景には、近年の診断手法がもっぱら精神症状という横断面のみに注目して、病前の生活史やパーソナリティの有り様、それに続く発病とその後の経過という縦断面を軽視しており、ために患者の理解が症状だけに基づく部分的、画一的なもので終わってしまっており、生きている、あるいは生活している人間としての全体像の把握に欠けているのではないかという批判がある。特集を編むにあたっての筆者のこの問題意識は編集委員一同の大いなる賛同を得るに至ったが、いろいろ議論を経る中で特集テーマ名として浮上してきたのが「元々どういう人だったの？」というものであった。この言葉は皆が'はたと手を打つ'ほどにそれまでの議論を収斂させる、どこの病院の症例検討会でも共通して使われる質問で、ことに操作的診断や治療アルゴリズムが幅をきかしている近年の診療場面ではそう質問することが多くなったというのも編集委員の一致した感想であった。この言葉は主として生活史やパーソナリティを

指したものであろうが、それだけにとどまらない、より包括的で全体的なものと思われる。とまれ、「元々どういう人だったの？」は診断だけでなく、治療においても活きてくる問いかけであろうと思われる。

　（精神科治療学　第 23 巻　第 6 号、2008 の特集「元々どういう人だったの？─生活史とパーソナリティへの着目」の「特集にあたって」）

私とは気が違う人

　私事で恐縮であるが、過日新装なった山口県立こころの医療センター（旧名：静和荘）の開院記念講演会にお招きを受け、郷里宇部に帰ってきた。小生がお招きを受けたのは、小生がこのセンターがある宇部市の出身であるからであろうが、小生はまた別の縁をも感じたのである。それというのも、小生はただ同じ市内の出身というだけでなく、「火葬場」（堂々とした唐破風屋根の玄関を持つ、子供心にも厳粛さを感じさせる建物ではあったが、葬儀のたびごとに大煙突からはもくもくと黒煙が立ち昇っていた）、その脇の坂を下った低地の「犬殺し」（野良犬・猫の殺処分場）、それと片側一車線の狭い道路を挟んで火葬場の斜向かいの台地上にあった「き○○○病院」（静和荘はそう呼ばれていた）がひしめく地域（旧住所）のすぐ傍で育ったのであり、この季節、秋ともなると赤トンボやバッタを追い回した原っぱは、有刺鉄線で囲まれた（外部からの侵入ではなく患者の離院〈「脱走」と言われていた〉を防ぐことが主たる目的であったと思われる）、この「き○○○病院」の敷地と隣接していたからである。半世紀も前のこととはいえ、世間に忌み避けられていた「火葬場」、「犬殺し」の傍らに、同類として扱われたのか精神科病院を建てるという行政のあり方に精神科患者が置かれていた位置を思い慨嘆するものがあるが、かく言う小生も鉄格子につかまって大声で叫んでいる患者（やっとクロル

プロマジンが使われ始めた1960年前後のことであり、「喧騒を極めていた」と聞く当時の精神科病院の実状の一端を示している）に向かって「き○○○」と叫び返していたのである。年端もいかない子どもであったにせよ、ひどいことをしたものだと身が縮む思いをしているが、小生が精神科に進んだ折、祖母から「あんな悪いことをしていたから、罪滅ぼしのために精神科医になったのだろう」と言われたのも道理である。

　さて、今は差別語として使ってはいけない、この「き○○○」という言葉。原義は「私とは気が違う人」であろうが、「気が違う」の反対語は「気が合う」であって（相違と合致）、「気が合う」が差別語でない以上、「気が違う」も本来差別語ではないはずである。「気」とは「心」であって、したがって「気が合う」とは「心の合致」で「互いにわかりあえる」となり、「気が違う」とは「心の相違」で「わからない」、すなわち了解不能となるのであって、精神疾患、とりわけ統合失調症の病態を直截に表現したものと思われる。小生の理解するところ、二者関係を表す「私とは」が外され（二者関係の下ならば相違の責は自分と相手とのいずれにあるかが不明なのであるが、「私とは」が外されてただ「気が違う人」と一般化されると相違の責は相手にあることになる）、「気が違う人」という形容句を付けた表現が「き○○○」と一般名詞化されたところから差別が始まったと思われる。とまれ、了解不能をなんとか理解可能なものにしようとしてきた、統合失調症の精神病理に関する小生の仕事が少しでも「罪滅ぼし」となってくれれば幸いである。

　　　　　　（精神科治療学　第23巻　第10号、2008の「編集後記」）

少数例研究の勧め

　数ある精神科の臨床雑誌の中で後発と思えた本誌も、創刊以来そろそろ四半世紀を迎えようとしており、中堅どころとなってきた。かつては主として学位論文の発表媒体であった「精神神経学雑誌」しかなかった時代を思えば、とかくの批判はあるものの、かくも多くの臨床雑誌が増えたことは、それだけ精神科臨床に多大な関心が寄せられてきた証左として喜ぶべきことであろうと思う。しかし、大学に身を置く小生の見るところ、近年新たに精神科に参入してくる若い医師たちの関心が、一方は神経科学的な基礎研究に、他方は早々に医院を開業する等の医療実践にと二極分化しており、その狭間で臨床精神医学研究がいささかないがしろにされてきているのではないかという危惧の念もある。上記した2つの事柄は矛盾しているが、その矛盾は本誌あるいは他の臨床雑誌に投稿・掲載されている論文の質を見れば、ある程度は了解されるように思う。それというのも、そうした論文の多くが1例報告であるからである。臨床における発見はすべて、まずは特異な1例の臨床経験に始まるものである以上、1例報告がいけないと言っているわけではない。しかし、1例を契機として類似した症例をもう1例、さらにもう1例と積み重ねていき、そうした作業によってそれらの症例群の共通項を取り出してこそ、初めて真に臨床に還元しうる普遍的な知が形成されるのではないか、小生にはそうした「少数

例研究」が近年は少ないように思えるのである。じっくりと腰を据えて長年の関心事を息長く追いかけたというような労作、おこがましくも本誌が行なっている「精神科治療学賞」はそうした労作にエールを送らんがためである。

　　　　　　　（精神科治療学　第24巻8号、2009の「編集後記」）

Unusual：一般人が精神の障碍を察知する時

　筆者は週に1日、産業医として某企業に勤めている。筆者が精神科医であることと長欠者の半数以上が精神疾患罹患者である現状を反映してか、主たる業務はメンタルヘルスセミナーと称する、精神疾患に関するミニレクチャーを社員に講義する啓蒙活動と、いわゆるメンタル不全者に対する相談活動である（社内診療所はない）。後者の相談活動には、人事部を通さずして社員が自らの意志で相談できる窓口を通してのものと、上司が部下の異変を察知して当方に依頼し、なかば業務命令の形で行われるものとがあるが、後者が圧倒的に多い。
　さて、後者の「上司が部下の異変を察知して」であるが、その察知には二様があるように思われる。その1は、例えば「前々から彼のことはよく知っているが、最近の様子は常日頃と異なっており、心配だ」というものであり、その2は「もともと彼は常識から外れていて変だと感じていたが、この際一度先生に診てもらいたい」というものである。相談者である上司は精神医学については素人の一般人であるだけに、そのabnormal性こそ確とつかんでいるわけではないが、「なにか変である」とは感じているのであって、少なくともunusualとは思っているようである。いま「unusual」と英語表記したが、このunusualは上記した二様の相談ごとに意味するところが違っているように思える。その1の「前々から彼のことはよく

知っているが、最近の様子は常日頃と異なっており、心配だ」は、要は個人ごとの固有の常日頃（日常）とは異なっているという「非日常（日常に非ず）」を意味しており、その2の「もともと彼は常識から外れていて変だと感じていたが、この際一度先生に診てもらいたい」は、要は多くの人に共通の常識（通常）から外れているという「非通常（通常に非ず）」という意味である。こうした、上司からの相談依頼を聞くだけでも当事者の精神障碍がいかなるカテゴリーに属するものかはおおよそ推定できるのであるが、実際にその当事者と面談してみると、必ずやそうだとは言えないものの、第1の非日常はある時期を境に発病した（屈曲点Knickを有する）外因性・内因性・心因性のまぎれもない疾患であり（心因性の場合は前々からそうした傾向があって、必ずしも屈曲点があるとは限らない）、第2の非通常は疾患ではなく、生来性のパーソナリティや発達障害であることが多い（まれに入社以前に発病していた疾患である場合もある）。長年にわたって行ってきたメンタルヘルスの啓蒙活動が功を奏してか、相談事例は年を追うごとに増加傾向にあるが、近年は第1の非日常の相談案件から第2の非通常の相談案件へと比重が移ってきた、ことに発達障害の事例が増えてきたと感じられる。ただ、ここで肝に命じておくべきことは、第1の非日常とは違って、第2の非通常は上司によるその評価を鵜呑みにしてはならないことである。それと言うのも「多くの人に共通の常識から外れている」という評価は絶対的なものではなく、そのように評価する上司の価値観や人柄を反映した相対的なものであるからである（時には、当事者ではなく上司

の方にこそ問題がある場合もある)。

　産業精神保健の場で感じられた、一般人が精神の障碍を察知する「unusual」のことを述べたが、このことは一般の精神科臨床の場であっても知っていて損になる話ではないと思う。ただし、言わずもがなのことであるが、我々精神科医は家族や友人、職場の同僚が感じるunusualではなく、それを出発点としつつもそこに精神医学的なabnormalを見出して初めて治療を始めるのである。

(書き下ろし)

講演スタイルで学術書を出版した訳

　筆者はここ数年の間に『統合失調症の病態心理―要説：状況意味失認－内因反応仮説―』（星和書店、2013）、『反面教師としてのDSM―精神科臨床診断の方法をめぐって』（星和書店、2015）、『初期統合失調症　新版』（関由賀子、針間博彦氏との共著、星和書店、2017）の3冊の書き下ろしの単行書を出版したが、これら3書のいずれをも筆者は、見開きの左頁にスライドを、右頁に「ですます体」の説明文を配するという形の、言うならば「講演スタイル」という形式で執筆した。謹呈した知己からの礼状や雑誌に掲載された書評によれば、硬い学術書でありながら筆者がこうした講演スタイルを採ったことに当初は奇異な印象（「斬新」という、言いようがないゆえの'褒め言葉'もあった）を抱かれたらしいが、実際に読んでみると「サクサクとページをめくって」とか「一気に読み進められる」とか、「スライドが多いのは最近の若い人のビジュアル思考に適っている」とかの好印象を持たれたようである。こうした評価は筆者がこうした講演スタイルを敢えて採用した狙いであって、「してやったり！」と含み笑いを洩らしたものである。ということで、この小文では筆者が講演スタイルを採った訳を綴ってみたい。

　この講演スタイルの学術書を出版した最初は2013年の『統合失調症の病態心理―要説：状況意味失認－内因反応仮説―』

であるが、それには2つの伏線がある。その1つはその昔に読んだ西丸四方ほか訳『クレペリン　精神医学臨床講義』（医学書院，1979）であり、話し言葉で行われた実際の講義を文字におこした「ですます体」の文章には臨場感が感じられて、スラスラと頭に入ってきたことであった。2つは筆者自身がシンポジストの一人として行なった学会シンポジウムでの講演を雑誌に掲載するにあたって、講演の「ですます体」を「である体」に変えるのが面倒でそのままに掲載したことがあったが、出来上がった雑誌を読んでみると、思いのほかそこに講演の臨場感に加えて文章のリズムがあることに気づかされたことであった。

「ですます体」には臨場感とリズムがあることに気づいて、『統合失調症の病態心理―要説：状況意味失認－内因反応仮説―』の出版にあたっても筆者は実際の講演を録音テープから文章におこした「ですます体」で出版しようとしたが、その当初はスライドを図や表という名前に改めて、文章の段落間に1回だけ挿入するという形を取っていた。その原稿を出版を引き受けていただいた星和書店に持ち込んだが、そこで編集部員のお一人から、スライドは図表とするのではなく、そのままスライドとして左頁に配し、右頁にはその説明文を載せる、そして右頁の説明文が1枚の頁に収まらないで次の頁に及んだ際には、いちいち前の見開きページへと頁を繰り戻さないでいいように同じスライドを新しい見開きページに再度掲載するという方法を提案されたのである。筆者だけでなく、その場にいた編集部員のすべてがグッドアイデアと賛意を示し、ここに今の、左頁のスライドを見ながら右頁の「ですます体」の説明文を読むと

いう、まさに講演を聴いているかのようなスタイルの書物が作られることになったのである。

　講演スタイルに到達した経緯を述べたが、改めてこういう講演スタイルにどのような利点があるか、およびそのための小工夫を述べてみたい。

　その利点とはただ１点、「である体」の文体が言うならば自己完結的である（日記がその典型である）のに対して、「ですます体」の文体はそもそも他の人に訴えかけるという性質があり、訴えかけと対応するスライドが併せ示されることによって、さながらその場に居合わせて講演を聴いているかのような臨場感とリズム感が生まれ、そしてそれらが理解を促進してくれることである。

　ただ、この利点を最大限に生かすためにはいくつかの工夫も必要である。その１つは、通常の「である体」の論文においては繁用される、括弧を付けたり、段落を替えて小文字にするなどの注釈を出来るだけ少なくすることである。それと言うのも、こうした注釈は、読者に小休止を入れさせて、話し言葉にはあるリズム感を失わせるからである。その２は、「これ」、「それ」という指示代名詞は用いずに、くどくなっても直前に述べた言葉を再度繰り返すことである。指示代名詞はそれが何を指しているかを読者に考えさせることになり、これもまた文章のリズム感を失わせるからである。その３は、一つひとつの文章は出来るだけ短くすることである。これは講演一般に通じることであるが、論文の場合は長文で意味が取り難い場合には文章の初めに戻って再読することが出来るが、講演の場合には聴いたそ

ばから直前の話しは消えていくのであって、それと同様に講演スタイルの著書においても一つひとつの文章は読むと同時に理解できるほどの短さにする方がいい。この「文章は短く」はポンポンと子気味良くリズムを刻んでいくという意味でも重要である（とは言っても、筆者の書く文章は一文が長いという「悪評」がある）。その4は、1つの段落においては結論を先に示し、そうした結論に至った思考過程は説明として後に述べることである。これは読む側にまずは結論を示すことによって、その後の説明を聴く構えをもたらすからである。

　以上、いろいろと工夫を述べたが、ここまで書いてみて思うに、これは講演一般の仕方であって、とりわけて講演スタイルの著書を書く上での工夫ではないと気づいたが（上記3書はいずれも先行した講演テープや講演草稿がいわば底本であって、ゆえにこうした工夫はすでに講演の段階で行われていたのである）、いずれにしろこうした工夫を施したことが「サクサクとページをめくって」、「一気に読み進められる」という先にあげた読者の好印象をもたらしたものと思えるのである。

　上記3書は筆者のこの40数年に及ぶ仕事の総括であり集大成とも言える学術書であり、それだけに精魂を傾けて執筆したのであるが、学術書であるからといってなにも「である体」の硬い文章を書く必要はない。要は自分が見出した知見や主張を読者により良く理解してもらうのが論文や著書の目的である以上はもっとも理解してもらえる体裁をとればいいのであって、そのためには筆者には講演スタイルがもっともふさわしい形式と思われたのである。

以上、当初は「奇異」な印象を与えたことに対する言い訳めいたことから始めたこの小文も、最後は講演スタイルを自画自賛することと相成った。
　　（星和書店 こころのマガジン：今日のコラム vol.178、2017 年 12 月）

【追記】
　本文の中で「スライドが多いのは最近の若い人のビジュアル思考に適っている」との知己からの感想を述べたが、改めて考えるに、これは「（若い人の）為にした」のでなく、そもそも自分自身がビジュアル思考の持ち主のゆえではなかろうかという考えに思い至った。それというのも、学会発表だけでなく論文執筆においても筆者は、精神病理学という領域の同学の士と比べて図表を用いることが圧倒的に多く、その図表もほとんどすべて手作りで（自分が作成した図の中では『統合失調症の病態心理─要説：状況意味失認－内因反応仮説─』〈星和書店、2013〉のスライド 66「状況意味失認－内因反応仮説に基づく統合失調症症状系統樹（2013）」が最も精細であるが、「この図を先生はご自分で作られたのですか?!」と驚嘆されること、しばしばである）、時間を忘れるほどに楽しい図表作りが終われば、あとはその図表に沿う形で文章を書いているだけだからである。また、論文執筆において筆者が一番苦労をし、時間をかけるのは「はじめに」であって、それが書けさえすれば後は一気呵成に仕上げることが出来るのは、この場合は一々図表化するわけではないが「はじめに」は論文全体の「見取り図」であるからであろう。（2018. 12. 1）

ホッヘ：私が見倣おうとした批判精神の精神医学者

　ホッヘ（Alfred Erich Hoche：1865～1943）は、筆者がその批判精神を見倣おうとした精神医学者である。ホッヘと聞いても、今では知る人も少ないであろうし、また名前こそ知っていても何をした人なのか分からないという人も多かろうと思うが、彼はクレペリンと同時代の人であり（クレペリンが9歳年長）、かつ最大の論敵であった人である。

　クレペリンが進行麻痺をモデルとして成因―症候―経過―転帰―脳病理所見からなる疾患単位Krankheitseinheitの確立に向けて、1883年の第1版から1909～1913年の第8版にかけて彼の『精神医学教科書』において精神疾患の分類の改訂を繰り返したことは今でも周知のことであろうが、そのことに対してホッヘが「濁った水を清めようとして、それからそれへと容器を変えるにひとしいやり方だ」、「見込みのない幻に向かって狩りをする」と断じたのは彼の批判精神の最たるものであろうし、この批判がクレペリンの分類が時代の潮流となりつつあった時になされたことも、大勢に異議を挟むことにいささかも臆することのないホッヘの不屈の精神を表していると思われる。ホッヘのこの批判を知って筆者は同様の批判がその第3版（DSM-Ⅲ：1980）から第5版（DSM-5：2013）へと精神障害分類をめまぐるしく変更してきたDSMにも当てはまると考

えたが、筆者がそれこそ大勢に逆らってDSM批判を行ってきた（拙著『反面教師としてのDSM―精神科臨床診断の方法をめぐって』、星和書店、2015）のは、自らをホッヘに擬したからである（クレペリンとDSMとを対比して「歴史は繰り返す」と思ったが、同じく分類を次々と変えるにしろ、クレペリンがカールバウムの衣鉢を継いだ臨床的方法で疾患単位の確立を目指したのに対して、DSMのそれは症状と経過に基づく、操作的診断基準という名の暫定的な取り決めに過ぎず、DSMをクレペリンになぞるなぞクレペリンに失礼というものであろう）。

　以上のことだけであると、ホッヘのことをたんなる批判者、悪くすれば皮肉屋、偏屈者とでも受け取る向きもおられるかもしれないが、ホッヘのこうした批判の裏には精神症状の形成機序についての彼なりの一家言があったのであり、その考えはボネッファーの外因反応型exogene Reaktionstypenやクレッチュマーの下層意志機制hypobulischer Mechanismusと相俟って、状態像ないし症候群と疾患とを区別する、今では現代精神医学のいわば常識となっている基本的考えを導いたのである。ホッヘの症状形成論はクレペリンの疾患単位学説に対して反応型学説ないし症候群仮説と呼ばれるものであるが、これは正常な心においても一定の症状連結Symptomverkuppelungenが前形成的präformiertに存在していて（症状とは疾患の現れであるからには「正常な心にすでに症状連結がある」という主旨は理解しがたいが、ここでいう「症状」とは「のちのち症状となる原基」と解するべきであろう）、これが一部においては性格として現れ、また特別な病因の影響をうけて病的反応型として顕在

化するというものである。この説によれば、疾患過程はその疾患に固有の症状（群）を新たに作り出すというものではなく、潜在化してはいるが既に形づくられている一定の症状（群）を引き出すだけの役割しか負っていないことになる。こうして、原因が種々異なろうとも同一の病像が生じることが説明されるのであるが、ホッヘのこの批判を受けてクレペリンが後に疾患単位学説と反応型学説の双方を取り込んだ、あるいは折衷した「精神病の現象形態」という論文を書いたのは夙に有名なことである。この論文において、クレペリンは精神症状を病因から直接に由来する基礎障害と既成装置vorgebildete Einrichtungによるものとに分けたのであるが、筆者はクレペリンの説の逐一を全面的に支持するものではないものの、症状形成論に関わる上記の二分は首肯しうるものであって、特異的な初期症状に端を発する統合失調症の病理発生と症状形成機序に関する自説：状況意味失認－内因反応論において、その症状形成機序を「状況意味失認そのものに起因する症状形成とその進展」と「生得的な認識ないし反応行動様式を介する前形成的症状の誘導」（この後者の例は、「自己保存の危機」の認知が下層意志機制を発動させて緊張病症候群が発現することや、他→自の攻撃性を内に含む対他緊張が「自己保存の危機→まなざされる」という生得的認識連鎖を介して漠とした被注察感を発現させることなどである）とに分けたのはそのゆえである。この後者の理解は、すでに「前形成的症状の誘導」という文言を用いていることから明らかなように、もちろんのこと上記したホッヘの反応型学説に拠ったものである。

なお、筆者はこのホッヘのことは内村祐之先生の『わが歩みし精神医学の道』（みすず書房、1968）ならびに『精神医学の基本問題』（医学書院、1972）で知ったのであるが、前書によればホッヘはフライブルグ大学教授を退官した後は「60年来、何らかの義務を負っていた生活から完全に解放された」境地となって精神医学を離れ、詩人、著述家として、それも著名なそれとして過ごしたとのことであるが、精神医学の場にあった時代は「それは間奏曲の時期であった」と述べたとのことである。あれほどの激しい言説で大クレペリンに挑みながらもそれを「間奏曲」と評し、言うならばさっさと精神医学の場から立ち去るあたりはいかにもホッヘらしく、筆者はそうした生き方あるいは終わり方にも魅惑されるのである。

（書き下ろし）

Ⅱ. 東大精神科統合への私の関わり
―始まりと終わり

助教授就任にあたって

　6月1日付で助教授に着任いたしました中安です。この度、思いもかけず松下教授から「助教授に」とのお話しがあり、鉄門便り、あるいは教室ニュースで知る松下教授のお人柄と教室新生の方針に深い共感と賛意を抱いていましたこともあって、決意した次第です。

　まず最初に簡単な自己紹介をさせていただきます。私は昭和50年の卒業で59年まで外来に在籍し、その後4年間は群馬大学精神科に、さらに3年間は東京都精神医学総合研究所におりました。当初は分裂病の生物学的研究を志しておりましたが、思うところあって精神病理学へと転じ、この10年間は主として分裂病の症候学と初期分裂病の臨床を勉強してまいりました。

　さて、状況が状況だけに、なぜ戻ってきたかを語らねばならないでしょう。が、これを理解していただくには、7年前私がなにゆえに東大精神科を去ったのかを語ることが必要でしょう。当時は今以上に外来と病棟が日常的に反目しあっていたように思いますし、私も外来側の一員としてその渦中におりましたが、正直言って次第しだいにその抗争に言い知れぬ空しさ、やり場のないいらだち、そして抜けることのない疲れを覚えてきておりました。精神科医療の現状、あるいはそれとの関わりでの東大精神科のはらむ問題点の重要性は認識しておりましたが、そこで行われる論争は、所詮臨床の最前線から隔たった大

学内の、しかも各々の医療実践に基づいてとは必ずしも思えないものであり、またその対立の始まりは私の入局以前の、私自身が直接的に与ったものではない「自主管理」（遠因を探せばもっと遡るでしょう）にあることなどが、上記したような状態に私を追いやったのでしょう。既に30歳台前半に入っていた私には、自分が生涯の仕事として定めたこの領域で、やりたいこと、やらなければならないことが見えてきていましたし、また当時の未熟な私でも求めてくれるところがあり、正直申せば―東大のことで時間と労力を空費するのはやり切れない思いがしておりました。残って頑張られる方々には敬意すら覚えましたが、精神医学を学び、実践し、そして必要とされる場は至るところにあり、つまるところ「自分は精神科医になろうとして入局したのであって、紛争解決のために入ったわけではない」と考えて去ることにしたわけです。同じ思いを抱いて同様に転出される方もいて、私のように考えることもそう身勝手なことではなかろうと自らを許しました。結局は当初考えていた臨床の第一線を歩むことにはならず、求められるままに大学と研究所を渡り歩きましたが、7年前に私が考えていたのは以上のようなことでした。

　そんな思いをして出ていったのに、なにゆえにこの度戻ってきたのか。それはかつて対立の渦中にいた者の一人として、なによりもこれ以上患者に迷惑はかけられないという思いからであり、また続々と精神科に入ってくる若い人達（外来、病棟を問わず）に私が味わったと同じ空しい思いをさせたくないがためです。考えてみれば、今年入局した人達は「自主管理」が始

まった昭和44年には2〜3歳でしょうか。東大で精神医学を学ぼうとするかぎり、現状では外来、病棟、分院のいずれかに入るしかないのですが、入ることが即、自分達の与り知らぬ、そして今も続く20数年の対立の歴史をしょいこむことになるのだとしたら、それは酷に過ぎるというものでしょう。またなによりも我々の対立によってこの四半世紀の間に患者の被った被害を顧みるならば、今や事の是非を問う段階はとっくに過ぎ去ったものだと思います。過去から学ぶべき点は多々ありますが、もはや過去は過去として、将来を見据えて双方が話し合いのテーブルにつき、一刻も早い外来と病棟の一体化が急務とされる段階だろうと思います。

　私には以上の目標があるだけで、一体化に向けての妙案があるわけではありません。私に出来ることは松下教授を補佐し、外来、病棟双方の医長とも協力して、一つ一つのことを是々非々で判断し、先の目標に一歩でも近づけることがあれば、全力を尽くしてそれをやっていくということだけです。時に無節操と、またなしくずしを図っていると思われるかもしれませんが、致し方ありません。以上述べた私の見解とそれにそった努力が少しでも教室新生に役立てれば本望ですし、戻ってきた甲斐があるというものです。

　教室員および同窓の方々の御理解と御支援をお願いする次第です。

平成3年6月17日
　　　（東大精神医学教室 教室ニュース、第65号、1991.6.25、p.8-9）

定年退職を前にして

　松下教授から「助教授として戻ってほしい」というお話しがあったのは平成3年（1991）の春先のことであった。いまの教室員の中には東大精神科に分裂の時代があったことすら知らない若い方もおられるが、当時は昭和44年（1969）以来続いていた外来と病棟の分裂・対立がいまだ続いていた時代であり、教授、助教授の当面の、かつ最大の役割はその統合にあった。確とした文言は忘れてしまったが、松下先生の「統合にあたって内務はすべて君に任せる。全体的な統括ならびに対外的な外務は自分がする」という旨の一言が戻ることを決意させることになった。というのも、小生が医学部学生自治会委員長の折に取り組んだテーマが、分裂の底流にあった当時の精神科医療の惨状に対する考えの相違を考えればいささか浅はかな「精神科病棟実習ができないのは、けしからん」という、学生の立場からの精神科統合問題であったからであり、それが空しく潰えてひどいうつ状態に陥り、自治会活動からも仲間からも離れたものの、やや大仰ながら他の科にいくのでは'生涯、負い目を感じながら生きていかざるをえない'気がして精神科に入局した小生にとっては、統合の実務上の責任者として東大精神科に戻ることはいわば過去に'けりをつける'ことであって、そうした巡り合わせに感謝したいほどのものであったからである。その折の気持ちはまさに「勇躍」というものであった。

外来派も病棟派もともに我の是、彼の非を言いつのる状況においては、統合の大原則はfifty - fifty、すなわち統合に際しての各種委員会の構成人数から統合後の講師、助手、医員の数まですべて両派を同じにする以外になく、その後は統合された組織の自律に任せよう、というのが小生の考えであった。対立はすでに形骸化しており、また新外来棟の開設が迫っており両派ともそれに参入せざるをえないという追い風もあったが、統合の手始めの、それまで別個に行われていた研修医の募集を統一して行おうという「研修統合小委員会」の議論すら、実務上の検討に入る前に「大学病院における研修の理念」をめぐって半年近くも紛糾する始末であった。外来医長の斎藤正彦先生、病棟医長の関直彦先生、外来代表の平松謙一先生、病棟代表の富田三樹生先生、遅れて参入された講座講師の天野直二先生たちとの、昼はテーブルを挟んでの激論と怒声、夜は酒を酌み交わしながらの本音（ここでも時に怒声）の日々は、いまとなっては懐かしく、人それぞれの生き方を教えられることの多かった、小生にとって最も充実した日々であった。それはただただ二つに分裂した教室を一つの教室にするという、マイナスをゼロ点に戻すだけの営みであったが、その営みを支えたのは、ゼロ点に戻すことが東大精神科新生の大前提であり、そのプロセスが新生の礎になるだろうとの思いからであった。助教授として戻った翌年春の有縁会（退職された元教授、助教授と現役のそれとの年1回の懇親会）で、お出でになった元教授の土居健郎先生が同じく元教授の井上英二先生（脳研究施設）に「彼が

戻ったから、もう大丈夫ですよ」と小生を紹介されたことをはじめとして教室の外におられた同窓の方々の励ましも身に沁みてありがたいものであったし、戻った当初は「何しに来た？」と言わんばかりの冷たい眼差しの両派の中からも小生に信を置いてくれる人が徐々に出てきたことも大いなる励みになった。あらかたのことは忘れてしまったが、そのプロセスは悲喜こもごもで、ほかの先生方はみな外へ出られ、統合時代の生き残りは小生一人のみとなったが、'同じ釜の飯を食った'よしみで、いまも会えば「やあ！」の一言で相通じるのは誠にもって嬉しいことであり、小生の生涯の財産でもある。

　精神疾患がいまもって難治であることを考えれば外来派が押し進めようとしていた生物学的な基礎研究は欠かしてならず、精神障害者が置かれていた我が国の精神科医療の惨状を見れば病棟派が行っていた社会的な異議申し立ても忘れてはならないことであって、ともに重要であることは重々承知ながら、小生にはその狭間で日々の臨床実践がいささかないがしろにされてはいるのでないかとの危惧があり、臨床こそその両者の結節点となるはずである、いやそれ以前に精神科が臨床教室である以上、東大精神科の新生は臨床を中心になされなければならないと考えていた。この5〜6年、「どうしちゃったんですか？随分とやさしくなって」と言われ、その昔の小生の'怖さ'を新研修医に語るかつての研修医の姿を見かけることもあるが、初診患者の診察の場で、あるいは症例検討会の席上で臨床の醍醐味を伝えようとし、時に主治医意識に欠ける若い人を怒鳴りつ

けたのはその思いがあったればこそである。その後の教室全体の流れは必ずしも臨床中心とは言いがたく、いささかの異議なきにしもあらずであったが、小生がその異議を腹に呑み、胸に納めてきたのは、統合の任にあたった者として「絶対に教室を割ってはならない」と思い決めていたからである。図らずも定年退職まで残ることになったが、それにはそのつどの局面において「自分がやらなければ」との思いで外に出る機を逸したという側面もあるが、臨床に賭ける思いを若い方々に伝えたいという気持ちも強くあったからでもある。それは内にあっては上記した種々の場での臨床指導となって現れ、外にあっては初期統合失調症論、宮﨑勤精神鑑定、あるいはDSM批判の論文・講演となって現れたが、生まれもっての本性なのか、それとも紛争世代の習い性なのか、それらはみな小生なりの「戦い」であった。

「勇躍」戻ってきた東大精神科を間もなく去ることになるが、今の気持ちを表すならば、それは一つの役割を果たし終えた「安堵」である。去るにあたって言を遺すならば、それは今後この東大精神科が生物学的研究の最前線、精神障害者に対する社会的不正義に対する異議申し立ての拠点としてある以前に、その前に精神科臨床を学び、進め、伝える、何よりもまずは臨床の場であって欲しいと願うものである。

平成21年11月9日
(東京大学医学部精神医学教室年報、2009年12月、p.40-41)

Ⅲ. 先達に導かれて

臺 弘先生への最後の手紙

　1990年に出版した『初期分裂病』をお送りして以来、臺弘先生とは数々の手紙と論文・著書の遣り取りをしてきた。いつもそうであったが、若く未熟な私に対しても臺先生は決して偉ぶられることなく、同じく統合失調症を専攻する研究者としてまったく対等に議論されておいでであった。以下に掲載する一文は、私から臺先生へ宛てた最後の手紙（2012.5.30付け）である。私信を公開することにいささかの躊躇と、また臺先生への非礼をも感じるが、学生時代に臺先生の謦咳に接し、先生がおられたこそ精神医学の道へ進んだ私の思いがもっともよく現れていると考えて、亡き先生への追悼文としてこの手紙を公開することにする。

　つい先頃に芽吹いたと思っていた木の葉も新緑から深緑へとその色合いを変え、季節の移ろいの速さに驚かされます。先生におかれましてはお元気でお過ごしのことと思います。
　さて、過日は最終論文（？）「精神科医の仕事と私の人生」（いかにも先生らしい、これ以外には考えられないタイトルと思いました）、ならびにお手紙をいただき、ありがとうございました。お手紙にありました「私はめっきり老けて」の文言には、失礼ながら思わず笑ってしまいましたが、白寿に近いお歳になって初めて「老けて」と仰るとは、俗な言葉ですが超人的だなあと感じた次第です。

お返事が遅くなりましたのは、この御論文を読んで、先生がご自分のことを語られた旧著、御随想「分裂病の研究をめぐる師と友」（『わが師・わが友 2』、みすず書房、1967）と御自伝『誰が風を見たか：ある精神科の生涯』（星和書店、1993）を改めて読み直してみようと考えたからです。前者は確か医学生時代、精神科医になるかどうかで悩んでいた時にたまたま手に取って読んだものでしたし、後者は先生の御生涯の経緯を知りたく、出版直後にすぐに読んだものでした。改めて読み直そうと思い立ったのは、私が精神科へ進んだ要因の一つは、先の「分裂病の研究をめぐる師と友」という一文、加えて先生の学生講義（先生は昭和49年にご退官され、私は昭和50年卒なのでM3の時に聴講いたしました）を聴いて、先生に魅せられ、先生のようになりたいと考えたからでした（余談ですが、専門科の選択はその科目の講義をされた教授の人間的魅力が大きく作用するように思います。私にとってそういう作用を及ぼした教授は、先生のほかにいまお一人おられまして、それは脳外科の佐野圭司教授でした。どこかで書きましたが、私が精神科に進むか脳外科に進むかで迷ったのは、要は将来の自己像として「臺になるか、それとも佐野になるか」（笑）というものでした〈別段、教授になろうという意味ではありません〉。これもまた余談ですが、私の東大定年退官の際にある人がくれた手紙の中に「今後は、臺弘先生のようにいつまでも私どもを刺激してください」という一文があり、彼が私を臺先生に擬してくれたことが大層嬉しかったという思い出があります）。

　上記の御随想ならびに御自伝を改めて読んでみて、「謹賀新

年、ねてもさめても分裂病」という立津政順先生（最晩年に、それまでなんら接点のなかった私にお手紙を下さったことが思い出深いものとして私の心に残っています）の一句はまさに先生にも、いや先生にこそ当てはまるものと思いましたが、統合失調症のご研究にかけてこられたエネルギー、それにもまして松沢病院や群大病院、ご苦労された東大病院での、さらにはその後の今に至るまでのさまざまな場での、先生の、人に対する愚直とも言える（私もその「愚直さ」を見倣ってきたつもりです）真摯な御姿勢、それらはどこから来ているのだろうかと改めて思い返しました。おこがましくも推測を述べさせていただきますが、先の御随想や御自伝を読むかぎり、1930年代の、先生の仰る「挫折と屈辱の日々」と、「ある軍医の戦争日記」に記された諸々の戦争体験（淡々と記されているように思いましたが、そのぶんだけ逆に、言葉には出来ないほどの先生の思いを感じました）が関係しているのではなかろうかと思いました。

　さて、私はと言えばどうでしょうか。このたび、「精神科治療学：編集後記」、「脳から心への『転向』」、「定年退職を前にして」、「退官記念祝賀会：挨拶」、「精神病理学は精神疾患の脳科学研究の片翼を担うものである」、「DSMは精神科医をして『感じず、考えない人』に堕さしめた！」という雑文を6編同封いたしましたが、先生とは時代も状況も異なり、その煩悶とて比較にならないぐらいに小さなものですが、私なりに愚直に、また真摯に生きようとしてきたことは、偽りのないことと言っていいだろうと思います。

私の父は大正5年、農家の三男坊として生まれ、県立の工業学校を卒業して中堅の電気技師として宇部窒素（株）（のち合併して宇部興産〈株〉の化学部門）に入社し、同期で最も早く係長になったそうですが、戦後の労働運動華やかなりし時に赤旗を振り、「経営陣の一角を占める者（後の宇部興産社長・故中安閑一氏）の親戚ともあろう者が！」という形で降格処分を受け、会社名義の数々の特許を取り、技術屋としては高い評価を受けながらも、上司ともそりがあわず主任どまりで終わった人（65歳で病没）ですが、年若い友人からは「義憤と矜持の人」と呼ばれ、義憤にかられると直截な言動をしてしまう私にも父と同じ血が流れているのを、父の死の年齢に近くなったこの頃（私もこの5月で63歳になりました）、よく感じるようになってまいりました。でも、いま一つ、私の「義憤と矜持」には先生を模す気持ちがあったこと、先生を精神科医として生きていく上でのモデルとしてきたことも、偽りのないことで否定できません。これが最後のお便りとは思いませんが、これまでいろいろとお心をかけていただきましたこと、本当にありがとうございました。お手紙の文中にあった「くれぐれもご健勝を祈ります」（2回も書いてくださいました）という一節を糧にして今後も頑張ってまいります。

　最後になりますが、この5月末に刊行いたしました『統合失調症とその関連病態：ベッドサイド・プラクティス』を謹呈いたします。刊行の経緯は序文に書いた通りですが、近年失われつつある精神科医のProfessionalityを取り戻さんという思い、共同執筆者である若い方々、また志を同じくする若い精神科医

の読者の方々を励まさんとする思いから作成したものです。私の心意気を示すものとしてご理解いただければ幸いです。今後も我々をいつまでも刺激しつづけてくださることをお願いして、拙文を閉じます。

　　　　（私信、2012.5.30：臺弘先生はこの私信の2年後、
　　　　　2014年4月16日、享年100歳でご逝去された）

土居健郎先生の思い出

　私は日常的にも学問的にも土居先生と決して近かったわけではない。思い出せるエピソードと言っても、数えるほどしかない。しかし、さりげなくであったがいつも優しい声をかけていただいたという思いと、見倣うべき「気骨の人」として尊敬していたという点で、心情的には随分と近しい存在であった。

　最初の出会いは、東大精神科の分裂・対立の激しい最中、土居先生が精神医学講座の教授代行、続いて教授になられた昭和50年代前半の頃であったろうか。入局したばかりの頃で血気盛んであった私は、学内広報に教室の分裂・対立の'解決策'を「ノリメ・タンゲレ」（私に触れるな）と書かれ、外来派との交渉でものらりくらり（当時の私にはそう見えたのであった）とされる先生に、'教室の責任者ともあろう者が！'という思いで外来派若手の先鋒として喰ってかかったものであった。

　土居先生が始められた東大出版会の「分裂病の精神病理」ワークショップ、その最終回も先生が世話人を務められたが、上記した経緯もあって恐る恐る（！）出席した私に対して、懇親の場で先生は破顔しつつ「あの頃、中安君が喰ってかかってきてねー」と、私の人となりを認め、それを含めて居並ぶ精神病理学の碩学へ私を紹介してくださったのであった。それを機に、私は拙著を出すたびに先生にお送りしたが、必ずご返事をくださり、そこには短いが温かな励ましの言葉がいつも添えら

れていた。立場変わって、平成3年私は東大精神科統合の実務上の責任者として東大へ戻ったが、翌年春の有縁会(東大医学部の元教授・助教授の年1回の懇親会)の席で、先生は元脳研究施設心理学部門教授の井上英二先生に「彼が戻ってきたから、もう大丈夫ですよ」と私を紹介してくださったこともありがたく、忘れられない思い出となっている。

いつもさりげない言葉ながら、私は先生からの好意的なまなざしを感じていたが、それが外れていないのであるならば、日常的に接することもなく、学問分野も異なる私に先生が温情をかけてくださったのは何ゆえであったろう。一つ考えられるのは、一途に自分の思うところの臨床ならびに臨床研究に賭けてきた私の精神科医としての生き方であろうと思うし、先生はそこに若き日のご自分と同じものを看取されていたのではなかろうか。土居シューレとも呼ばれる、先生を敬愛する多くのお弟子さんがいまはおられるが、精神分析学を学び、教え始められた頃は、ましてやそれが生物学的研究一辺倒であったかつての東大精神科にあっては、先生は文字どおり孤独であったはずである。信じるもの、頼るべきはご自分ただ一人であったはずであり、それは孤高を怖れず、気骨なくしてはなしえなかったはずのものである。私が『体験を聴く・症候を読む・病態を解く―精神症候学の方法についての覚書』(2008)をお送りした時の先生からのお葉書(2008.4.5付け)にあった一文「臨床精神医学のために奮闘されていることに敬意を表します。私は精神分析的な、あるいは精神療法的な臨床を志向するので、いささか貴殿と方向を異にしますが、しかし臨床を重視する点では全

く同意見です」に、私は上記の「若き日のご自分と同じものを看取されていた」と感じ取ったのであるが、よしんばこれが私の投影的同一視であるとしても、土居先生は破顔して私の僭越を許してくださるだろうと思う。

　　　（『土居健郎先生追悼文集―心だけは永遠―』、p.133-134, 2010：
　　　　土居健郎先生は 2009 年 7 月 5 日、享年 89 歳でご逝去された）

中井久夫先生の「人評」

　中井久夫氏のこの第2期著作集3巻本には、本格的な論文から書評、詩、未発表のワープロ原稿にまでおよぶ72編が収められている。900頁に及ぶこの著作集を一気に読み通してみて、正直いって評者は言葉を失ってしまった。「天才」を文字どおり天賦の才とするならば、これは天が中井氏に才を与えて書かしめたものではないか。そんな印象すらうけてしまう。

　こうして誌上に発表される書評が本の内容紹介もかねるとすれば、この著作集の書評は到底できない相談というものである。目次をあげるだけでも、あるいは逆に1編の内容紹介すら、与えられた枚数を超えてしまうだろう。それで、この短文は評者がこの著作集全般からうけた印象を書くことになるが、それは同時に著作集を介しての中井氏の「人評」ともなるであろう。

　中井氏はかつて著書『精神科治療の覚書』のあとがきに、「経験の書として、江戸時代の農民たちが書き残した『農書』をたえず念頭に置いて筆を進めた」と書かれたが、評者がこの著作集からうけた印象の第一は、これは稀有なる職人が稀有にも著した『技書（わざのしょ）』であり、二重の意味で稀書である、というものであった。評者が「稀有」と感じるのは、一つにはその対象が疾患に始まり、患者、治療関係、治療者、家族、社会にとおよぶ氏の著作のすべてに通底するものが、"身に付い

た（付けた）"を通り越して"身に備わった"ものとまで評者には感じられる氏の「心の職人」としての技（それは技術に堕すものではない！）であるからであり、二つには"身に備わった"技を読者に伝えうる、これまたある種の技が示されているからであろう（名工は往々寡黙であるが、それは"身に付いた"技は伝えにくいからであろう。この点でも中井氏は例外である）。中井氏にとっては「視る」のでなく「見える」のであろう。「嗅ぐ」のではなく「匂う」のであろう。その該博な知識も多彩な言葉も、たぶん「見え、匂う」ものを正確に表現するために必要とされたものであろう。

　印象の第二は、分裂病の発病過程や回復過程に関する精彩な著述から与えられる世評とは異なり、中井氏は理論・仮説や定式化からもっとも遠い人ではなかろうか、またそうした読まれ方はたぶん望まれていないのではないか、というものである。「自分に欠けているものは定式化への志向性である」とは、中井氏の領域と一部重なる仕事をしている評者に対して、かつて氏が洩らされた言葉であるが、それは真実であろう。10倍の倍率しかない顕微鏡で見る人は100倍の倍率ならばと憶測をこらし、さまざまな仮説を組み立てるであろうが、100倍の倍率を持つ人は見える事実を述べるだけで十分であろう。そして、その方が真である。凡人には時に予断を含んだ断定の響きすら感じられる著述も、氏にとっては見えた事実のたんなる記載にすぎないのかもしれない（このことで付言すれば、中井氏の特性の一つは観察の倍率を自在に変換しうることであり、時には地を這う蟻の眼になって1000倍の拡大図も見えるし、時には

大空を舞う鳥のように1／1000の鳥瞰図をも得られることである。評者が氏と対話して時に感じる「めまい」は、この変換についていけないからである）。定式化にははっきりと見える大部、共通を取り、曖昧にしか見えない細部、差異を捨てる簡明化を要するが、細部が細部でなく、差異の中に新たな共通を見る中井氏には、定式化はたぶん「嘘」になってしまうのだろう。

　印象の第三は、中井氏は事態の変化にきわめて敏であり、それはごく些細な変化すらもキャッチしてしまう野生動物の域にも達しているのではないか、ということである。分裂病患者の認知特性として述べられた「微分回路的認知の突出」、あるいは患者と会話していくための共通語として発見された「アンテナ感覚」という用語は、こうした氏の特性を背景にして編み出されたものであろう。「先生においては事態の生成・発展が躍動的に語られるのに対し、私のは死んだ組織が包埋されたプレパラートを覗いてその構造を写し取っているだけのような気がします。いうならば、映画と幻燈の違いで、これはたぶん動的事態を追っていく"眼"の解像時間の差で、先生が動的で細部まで見えるのに、私は画像を静止させるか、もしくはせいぜいスローモーションにしなければ見えないからでしょうか。どうにも残念で仕方がありません」という文章は、かつて氏の「微分回路的認知の突出」と評者の「状況意味失認」とを比較して、評者が氏に書き送った私信の一節であるが、この著作集を読み通して、評者は改めてそのことを感じざるをえなかった。

書評が著書を介して著者と評者との間になされる対話とするならば、こうした個人的印象記もまた許されるであろうか。最後に一つ、著作集の末尾に配された「新伊丹住宅地のトトロたち」の詩句に、評者は自らの幼かった日々を重ねて、時の移ろいと生の哀歓を感じさせられた。それは、この数日間の、著作集から受け続けた高い緊張をときほぐすには十分に効果のあることであった。

　　　（中井久夫著作集4巻「治療と治療関係」、5巻「病者と社会」、
　　　6巻「個人とその家族」：書評．精神療法 18：180-181, 1992）

中安信夫（なかやす　のぶお）

1949 年　山口県宇部市に生まれる
1975 年　東京大学医学部医学科卒業，精神医学教室に入局
1984 年　群馬大学医学部神経精神医学教室・講師
1988 年　東京都精神医学総合研究所社会精神医学研究部門・副参事研究員
1991 年　東京大学大学院医学系研究科精神医学分野・准教授
2010 年　医療法人原会原病院・顧問，現在に至る

専攻：臨床精神医学、精神病理学

著書：中安信夫『初期分裂病』（星和書店，1990）
　　　中安信夫『分裂病症候学―記述現象学的記載から神経心理学的理解へ』（星和書店，1991）
　　　中安信夫編著『対談：初期分裂病を語る』（星和書店，1991）
　　　中安信夫『初期分裂病／補稿』（星和書店，1996）
　　　中安信夫『宮﨑勤精神鑑定書別冊　中安信夫鑑定人の意見』（星和書店，2001）
　　　中安信夫『増補改訂 分裂病症候学―記述現象学的記載から神経心理学的理解へ』（星和書店，2001）
　　　中安信夫編『精神科臨床のための必読 100 文献』（星和書店，2003）
　　　中安信夫編『稀で特異な精神症候群ないし状態像』（星和書店，2004）
　　　中安信夫，村上靖彦編『初期分裂病―分裂病の顕在発症予防をめざして（思春期青年期ケース研究 10）』（岩崎学術出版社，2004）
　　　村上靖彦，永田俊彦，市橋秀夫，中安信夫『座談 精神科臨床の考え方―危機を乗り越えるべく』（メディカルレビュー社，2005）
　　　中安信夫『精神科臨床を始める人のために―精神科臨床診断の方法』（星和書店，2007）
　　　中安信夫『体験を聴く・症候を読む・病態を解く―精神症候学の方法についての覚書』（星和書店，2008）
　　　中安信夫『続 統合失調症症候学―精神症候学の復権を求めて』（星和書店，2010）
　　　針間博彦，中安信夫監訳『フィッシュ臨床精神病理学―精神医学における症状と徴候（第 3 版）』（星和書店，2010）
　　　中安信夫編『統合失調症とその関連病態 ベッドサイド・プラクティス』（星和書店，2012）

初期統合失調症
新版

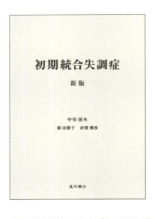

中安信夫，関由賀子，
針間博彦 著

A5判　808p
定価：本体9,000円＋税

著者が世に問うた「初期統合失調症」という画期的な臨床単位は、最初の発表から四半世紀を過ぎた現在もまったく色あせることなく、統合失調症臨床の客観的診断基準としてその重要性は増すばかりである。一貫して臨床に裏打ちされた著者の批判精神を通してさらに深化・拡張したオリジナルの概念の全貌がいま明らかに。旧版をはるかに上回る内容量と、講義形式に刷新された記述スタイルは、「初期統合失調症」概念を基本から学びなおし、精神科臨床とはどうあるべきかを知るために最適である。著者が臨床経験のすべてを語りつくした総決算の書。

発行：星和書店　http://www.seiwa-pb.co.jp

体験を聴く・症候を読む・病態を解く
精神症候学の方法についての覚書

中安信夫 著

四六判　208p　定価：本体2,600円＋税

統合失調症の具体的な心的体験を取り上げ、そこから精神症候を読み取り、さらには病態心理を読み解くために著者が編み出してきた独自の精神症候学的方法を述べる。

精神科臨床を始める人のために
精神科臨床診断の方法

中安信夫 著

四六判　80p　定価：本体1,900円＋税

精神科臨床に長年携わってきた著者が、若手医師、研修医、医学生に向けて、精神科臨床における診立ての方法、プロセスを詳細に解説。初診での基礎情報の集め方、状態像の特定法や記載例など豊富な内容が満載。

反面教師としてのDSM
精神科臨床診断の方法をめぐって

中安信夫 著

B5判　224p　定価：本体4,600円＋税

我が国の精神科臨床を頽廃させかねないDSM（精神疾患の診断と統計マニュアル）の蔓延を食い止めるべく四半世紀にわたりDSMを批判し続けてきた著者が、本書においてさらなる戦いに挑む。

発行：星和書店　http://www.seiwa-pb.co.jp

統合失調症の病態心理
要説：状況意味失認 - 内因反応仮説

中安信夫 著

四六判　256p　定価：本体2,800円＋税

統合失調症の諸症状を形成する病態心理は何か？　この答えを追究しつづけた著者の 30 年に及ぶ研究成果「統合失調症の病理発生と症状形成に関する状況意味失認－内因反応仮説」の全貌を解説する。

補　統合失調症症候学
精神科臨床のあり方：批判と提言

中安信夫 著

A5判　596p　定価：本体9,200円＋税

統合失調症の症状形成とその進展過程を長年にわたり追究してきた著者の論文集。後の著者オリジナルの症候学の萌芽ともなった初期の論文を含め、珠玉の 26 篇を収載。精神科臨床に携わる人すべての必読の書。

宮﨑勤精神鑑定書別冊
中安信夫鑑定人の意見

中安信夫 著

A5判　640p　定価：本体15,000円＋税

幼女連続誘拐殺害事件被告人に対する、中安鑑定人による精神鑑定書全文を、ほぼ原文のまま収録。類似事件の続発する昨今の状況が、筆者に鑑定書の公表を決断させた。

発行：星和書店　http://www.seiwa-pb.co.jp